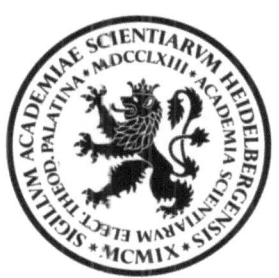

Sitzungsberichte der Heidelberger Akademie der Wissenschaften
Mathematisch-naturwissenschaftliche Klasse
Jahrgang 1991, 3. Abhandlung

Gotthard Schettler

Gesundheitsrisiken in der Industriegesellschaft

Mit 8 Abbildungen

Vorgetragen in der Sitzung vom 1. Dezember 1990

Springer-Verlag
Berlin Heidelberg New York
London Paris Tokyo
Hong Kong Barcelona
Budapest

em. o. Prof. Dr. Dr. h. c. mult. Gotthard Schettler
Leiter der Geomedizinischen Forschungsstelle
Heidelberger Akademie der Wissenschaften
Karlstraße 4
W-6900 Heidelberg 1

ISBN-13: 978-3-540-54068-7   e-ISBN-13: 978-3-642-46741-7
DOI: 10.1007/978-3-642-46741-7

Dieses Werk ist urheberrechtlich geschützt. Die dadurch begründeten Rechte, insbesondere die der Übersetzung, des Nachdrucks, des Vortrags, der Entnahme von Abbildungen und Tabellen, der Funksendung, der Mikroverfilmung oder der Vervielfältigung auf anderen Wegen und der Speicherung in Datenverarbeitungsanlagen, bleiben, auch bei nur auszugsweiser Verwertung, vorbehalten. Eine Vervielfältigung dieses Werkes oder von Teilen dieses Werkes ist auch im Einzelfall nur in den Grenzen der gesetzlichen Bestimmungen des Urheberrechtsgesetzes der Bundesrepublik Deutschland vom 9. September 1965 in der jeweils gültigen Fassung zulässig. Sie ist grundsätzlich vergütungspflichtig. Zuwiderhandlungen unterliegen den Strafbestimmungen des Urheberrechtsgesetzes.

© Springer-Verlag Berlin Heidelberg 1991

Die Wiedergabe von Gebrauchsnamen, Warenbezeichnungen usw. in diesem Werk berechtigt auch ohne besondere Kennzeichnung nicht zu der Annahme, daß solche Namen im Sinne der Warenzeichen- und Markenschutz-Gesetzgebung als frei zu betrachten wären und daher von jedermann benutzt werden dürften.
Satz: K+V Fotosatz GmbH, Beerfelden
25/3140-543210 – Gedruckt auf säurefreiem Papier

Die Geomedizinische Forschungsstelle der Heidelberger Akademie der Wissenschaften befaßt sich vornehmlich mit Fragen der Gesundheitsforschung. Sie hat es sich zum Ziel gesetzt, Gesundheitsschäden in der Bevölkerung zu differenzieren. Diese können einmal genetisch bestimmt sein, andererseits auf Umweltfaktoren beruhen. Die Mehrzahl der Gesundheitsstörungen und der zum Tode führenden Krankheiten gehören in die Bereiche der Herz-Kreislauf- und der Krebskrankheiten. Beide sind eng mit Stoffwechselstörungen verknüpft. In zwei wissenschaftlichen Symposien wurden die Risiken für degenerative Herz- und Gefäßkrankheiten auf dem Boden genetischer Störungen und von Verhaltensstörungen abgehandelt. Herz-Kreislauf-Krankheiten, insbesondere koronare Durchblutungsstörungen, Bluthochdruck und Durchblutungsstörungen der Hirngefäße können angeboren sein. In weit überwiegender Zahl beruhen sie jedoch auf Verhaltensstörungen des einzelnen wie ganzer Gruppen oder Völker. Es hat sich herausgestellt, daß die Industrienationen besonders anfällig sind. Zu den krankmachenden Risikofaktoren gehören der Bluthochdruck, massives Übergewicht, Bewegungsarmut, Lipidstoffwechselstörungen, Gicht und Diabetes.

Risikofaktoren erster Ordnung sind ferner Zigarettenrauchen und Alkoholabusus. Mit der Summe der Risikofaktoren nimmt das Risiko des Individuums überproportional zu. Die Masse der Herzinfarkte und der Hirnschläge sind, soweit nicht genetisch bedingt, auf derartige Risikobündel zurückzuführen. Die Weltgesundheitsorganisation befaßt sich seit Jahren mit der Dokumentation von Risikokonstellationen in Europa. Die Geomedizinische Forschungsstelle der Heidelberger Akademie der Wissenschaften ist Referenzzentrum für die Projekte MONICA (Multinational Monitoring of Trends and Determinants in Cardiovascular Diseases), ERICA (European Risk and Incidence, a Coordinated Analysis) sowie CINDI (Countrywide Integrated Noncommunicable Diseases Intervention Program).

Auch bei uns laufen seit Jahren Untersuchungen, bei denen in umschriebenen Gebieten Risikokonstellationen aufgespürt werden, um zu versuchen auf dem Boden kommunaler Daseinsfürsorge Risiken abzubauen. In Nordbaden, genauer im Raum Heidelberg, Eberbach, Wiesloch, Bruchsal und Karlsruhe wurden durch Antiraucherprogramme, durch die Erfassung und Behandlung von chronischem Bluthochdruck und schweren Stoffwechselstörungen, durch die Beeinflussung von massivem Übergewicht, übermäßigem Alkoholgenuß, oder von Störungen des täglichen Lebensablaufs in Beruf und Freizeit und in Streßsituationen usw. Hilfen angeboten. Die Erfolge dieser Programme waren unterschiedlich, vor allem was die Prävention betrifft.

Es muß weiter versucht werden, die in den USA, in Kanada, Australien und in skandinavischen Ländern erzielten präventiven Erfolge auch bei uns zu erreichen.

Durch Feldstudien in Wuhan (VR China) und in Tokyo-Yokohama (Japan) ist festgestellt worden, daß die für Europa geltenden Risikokonstellationen im fernen Osten abgewandelt sind. In der untersuchten Gruppe von Industriearbeitern in Wuhan sind Herzinfarkte ungewöhnlich selten. Offenbar sind die Werte für Plasmacholesterin und andere atherogene Fetteiweißsymplexe sowie gerinnungsfördernde Substanzen vom Typ des Fibrinogen so niedrig, daß es nicht zur Ausbildung von schweren atherosklerotischen Veränderungen und gefäßverschließenden Blutpfröpfen kommt, welche in den meisten Fällen den tödlichen Herzinfarkt bewirken. Es ist bemerkenswert, daß selbst beim Vorhandensein anderer Risikofaktoren wie Hypertonie und starkem Zigarettenrauchen die Anfälligkeit für koronare Durchblutungsstörungen in China gering ist. Das untersuchte Kollektiv in Japan weist demgegenüber ein leicht gesteigertes Risiko auf, ist aber im Gegensatz zu den Vergleichsgruppen in Westeuropa und speziell in unserem Raume wesentlich weniger gefährdet. Die von uns durchgeführten Untersuchungen in Wuhan und Yokohama wurden internationalen Gremien vorgestellt und in den Akademieberichten publiziert. Der Datenvergleich mit epidemiologischen Ergebnissen aus europäischen Ländern machte die deutlichen Unterschiede in der Krankheitsgefährdung sichtbar. Aber auch innerhalb Europas sind die Unterschiede groß. So weisen die Länder, die zum ehemaligen Ostblock gehörten, eine extreme Gefährdung durch Herz-Kreislaufkrankheiten, insbesondere durch Herzinfarkt und Hirnschläge auf. Dies gilt für Ungarn, Polen, Rumänien, bestimmte Regionen im Norden der UdSSR, für Bulgarien und Jugoslawien. Auch die ehemalige DDR gehört zu den Regionen mit extrem hohem Risiko. Gegenüber der ehemaligen Bundesrepublik besteht also eine sehr deutliche Summierung der Risikofaktoren, die entsprechende Auswirkungen auf Herz- und Gefäßkrankheiten sowie Krebskrankheiten haben. In Ungarn und in der DDR waren im weltweiten Vergleich übrigens die höchsten Selbstmordraten zu verzeichnen.

Die bemerkenswert genaue Datenerhebung in der ehemaligen DDR hat alle diese Faktoren erfaßt, allerdings wurden nur die politisch opportunen zur Publikation und Auswertung freigegeben, so daß auch die zuständigen Gremien der WHO immer nur manipulierte Statistiken übermittelt bekamen. Trotzdem sind die Zahlen für den Alkoholkonsum in den Ostblockländern beeindruckend hoch.

Dagegen zeigt sich in den sog. weintrinkenden Regionen (Frankreich, Italien, Spanien) ein deutlicher Rückgang des Alkoholverbrauchs. Überhaupt sind beeindruckende Bewegungen im Krankheitsprofil in Europa festzustellen. Es ergibt sich, wie aus den folgenden Abbildungen abzulesen ist, ein deutlicher Rückgang der Herz-Kreislauf-Todesfälle, aber auch bestimmter Krebsarten in West-, Süd- und Nordeuropa.

Bemerkenswerte und überzeugende Beispiele sind Finnland, Schweden, England, Belgien, Frankreich und Italien. Die Anrainerstaaten des Mittelmeerbeckens sind ohnehin wesentlich weniger anfällig als die der nordeuropäischen Regionen.

Gesundheitsrisiken in der Industriegesellschaft

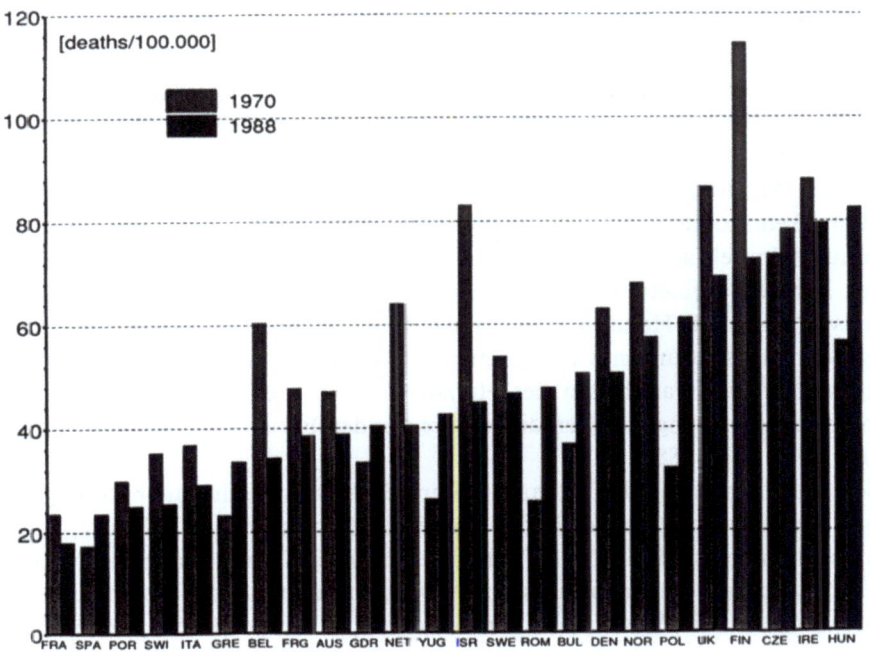

Abb. 1. Ischämische Herzkrankheiten

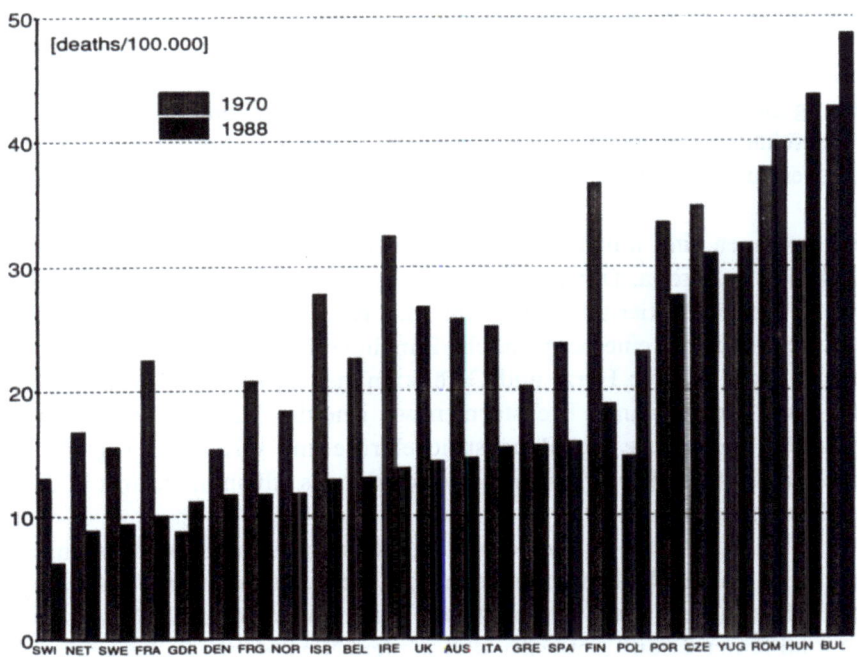

Abb. 2. Zerebrovaskuläre Erkrankungen

Es besteht hier also ein ausgesprochenes Nord-Süd-Gefälle. Darüber hinaus sind die Unterschiede zwischen West- und Osteuropa im Sinne der Risikozunahme interessant. Dies gilt auch für eine weitere große Gruppe der Krankheiten, nämlich der Leberzirrhose und der Krebskrankheiten des Magen-Darm-Traktes. Die Unterschiede zwischen der ehemaligen Bundesrepublik und der DDR werden aus den folgenden Abbildungen ebenfalls ersichtlich (s. FRG und GDR).

Man erkennt daraus, daß bei der zweifellos bestehenden genetischen Übereinstimmung Umweltfaktoren für den Gesundheitszustand bzw. die Krankheitsanfälligkeit auf dem Gebiete von Herz-Kreislauf- sowie der malignen Erkrankungen verantwortlich sind. Hand in Hand gehen damit massive Störungen der Ernährung, Verhaltensstörungen wie Zigarettenrauchen und Alkoholabusus. Die Abbildungen über die Krankheiten des Herz-Kreislauf-Systems bzw. der koronaren Durchblutungsstörungen zeigen die entsprechenden Entwicklungen zwischen den Jahren 1970 und 1988.

Beachtlich sind auch die Unterschiede im Befall mit Gehirndurchblutungsstörungen und Hirnschlägen sowie der bösartigen Neoplasmen.

Aufschlußreich sind die Zahlen für die chronischen Leberkrankheiten und für die Leberzirrhose, die einen massiven Anstieg in den Ostblockländern ergeben, während die Länder West-, Süd- und Nordeuropas eine deutliche Verbesserung der Situation erkennen lassen. Dies gilt auch für Israel. Wiederum wird auf die Unterschiede zwischen der ehemaligen Bundesrepublik und der DDR hingewiesen. Für diese gilt, daß die Lebenserwartung der Allgemeinbevölkerung um 6–8 Jahre niedriger ist als in der ehemaligen Bundesrepublik. Erstaunlicherweise sind die nördlichen Regionen in Brandenburg und Mecklenburg wesentlich stärker betroffen als die südlichen Regionen, obwohl dort die umweltverschmutzende Industrie angesiedelt ist. Natürlich darf man nicht verkennen, daß es regional schwere Umweltschäden gibt, welche auch ein höheres Krebsrisiko bedeuten. Aber immerhin ist festzuhalten, daß die globale Entwicklung diese Situation nicht widerspiegelt.

Zu erwähnen sind nun Erhebungen zu den unterschiedlichen Ernährungsgewohnheiten in Europa. Der Verzehr von fetthaltigen Nahrungsmitteln und insbesondere von Fetten tierischer Herkunft mit einer Bevorzugung der gesättigten Fettsäuren, bedeutet eine beträchtliche Zunahme der geschilderten Krankheiten. Dies gilt nicht nur für Herz- und Gefäßkrankheiten, sondern in erstaunlichem Maße auch für bestimmte Krebsformen wie jene des Magen-Darm-Traktes, der Leber-, der Gallenwege, der Bauchspeicheldrüse und vermutlich sogar für den Brustkrebs. Beträchtlich sind auch Unterschiede des Alkoholkonsums in den verschiedenen Regionen.

Natürlich haben alle solche epidemiologischen Erhebungen ihre Fehlermöglichkeiten. Die individuelle Ernährung kann man nicht mit globalen Wirtschaftsstatistiken erfassen, denn die Eßgewohnheiten der Individuen sind recht verschieden. Man muß ferner darauf hinweisen, daß schwere Notsituationen, beispielsweise in Rumänien und Polen, eine sorgfältige Differenzierung der Ernährungsgewohnhei-

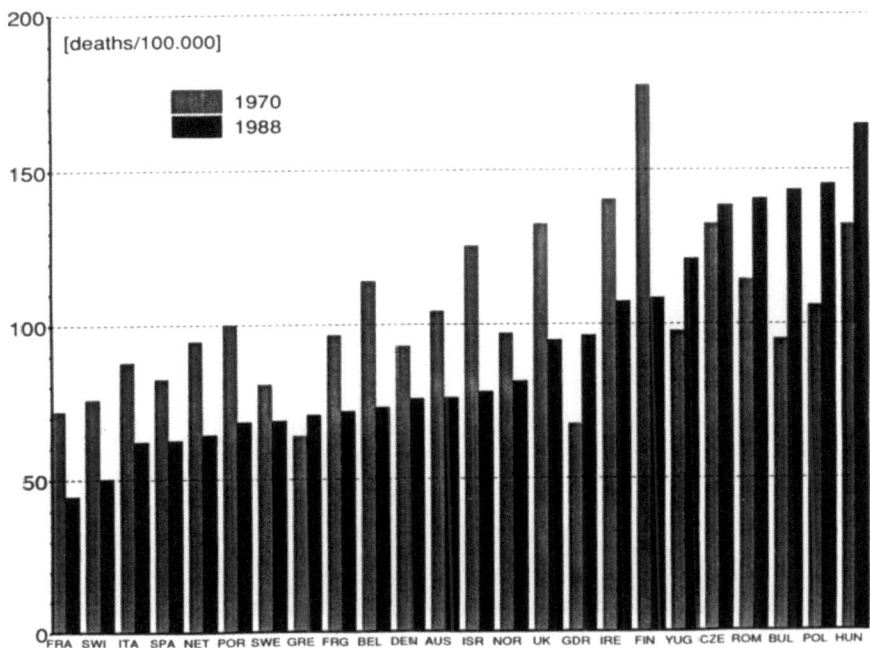

Abb. 3. Krankheiten des Herz-Kreislauf-Systems

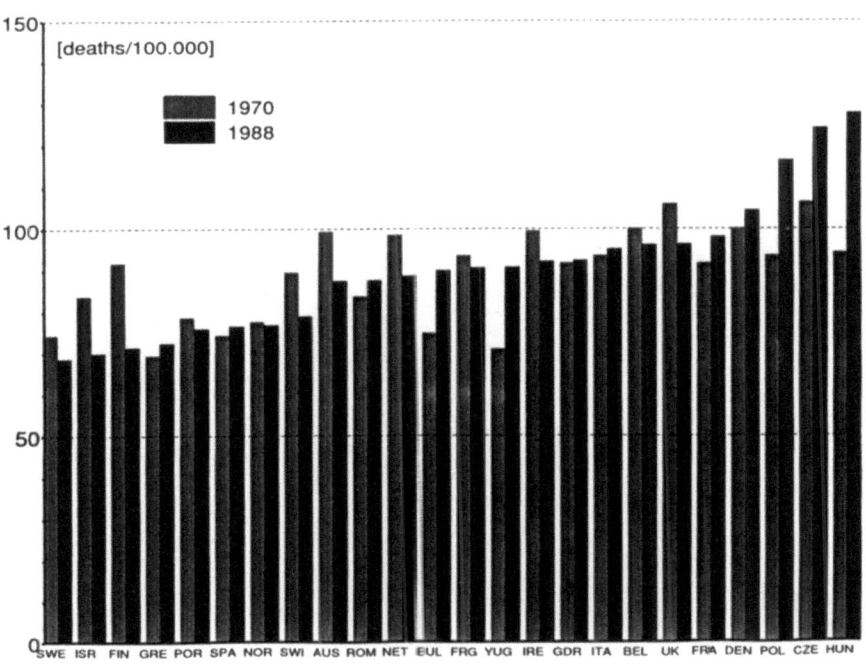

Abb. 4. Alle bösartigen Krebserkrankungen

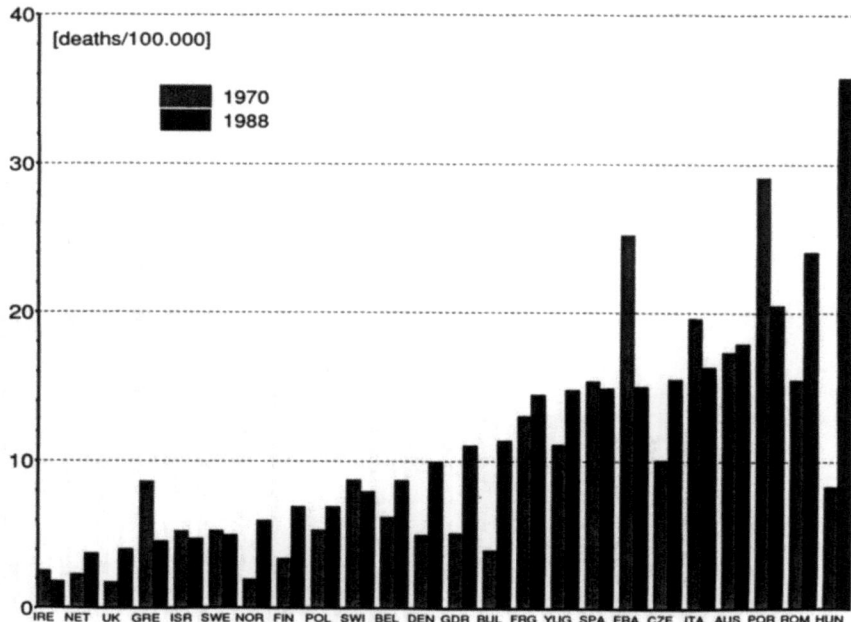

Abb. 5. Chronische Lebererkrankungen und Zirrhose

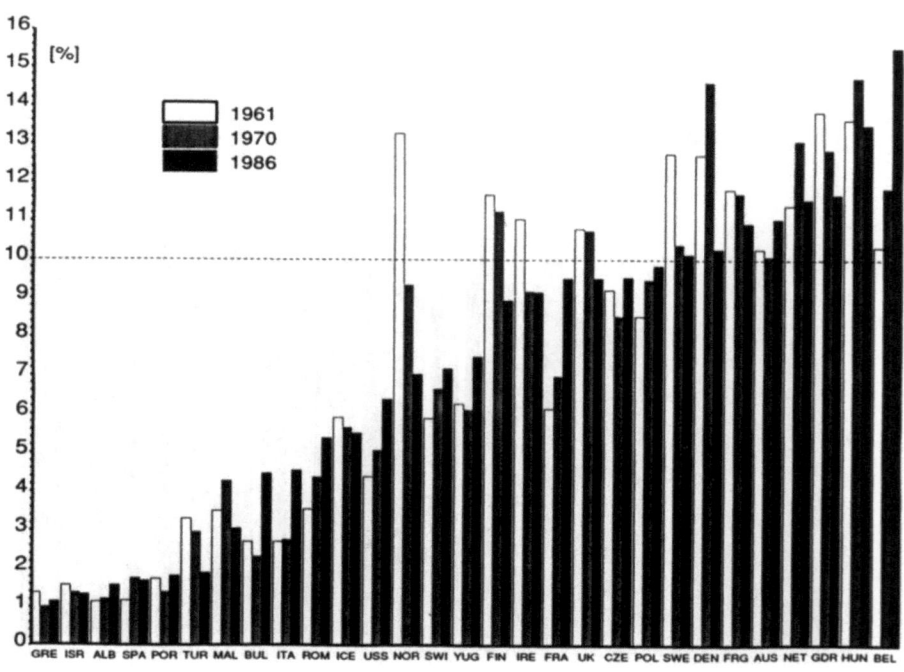

Abb. 6. Anteil (in %) von tierischem Fett an der Gesamtenergiezufuhr

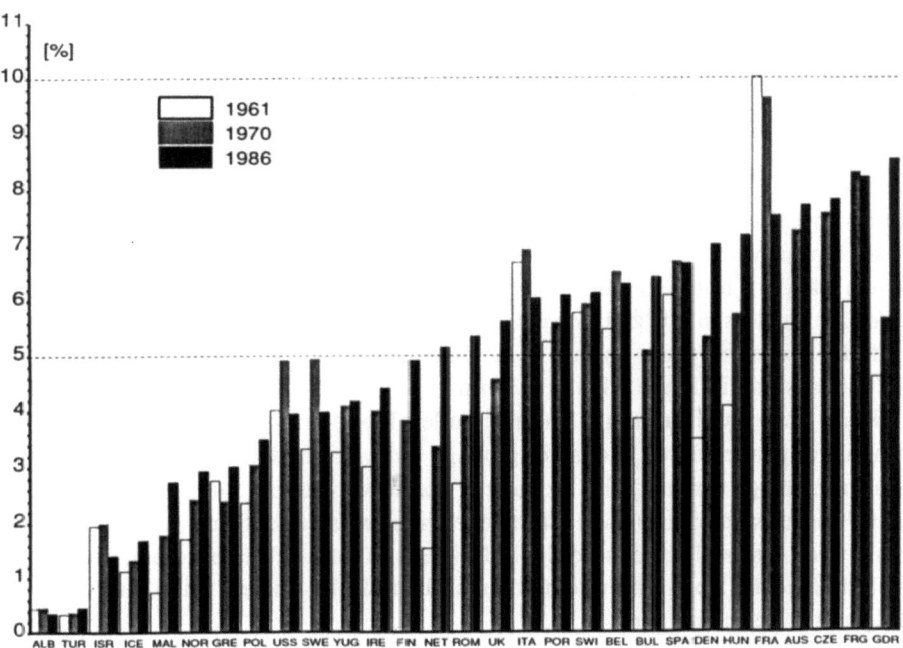

Abb. 7. Alkoholanteil (in %) an der Gesamtenergiezufuhr

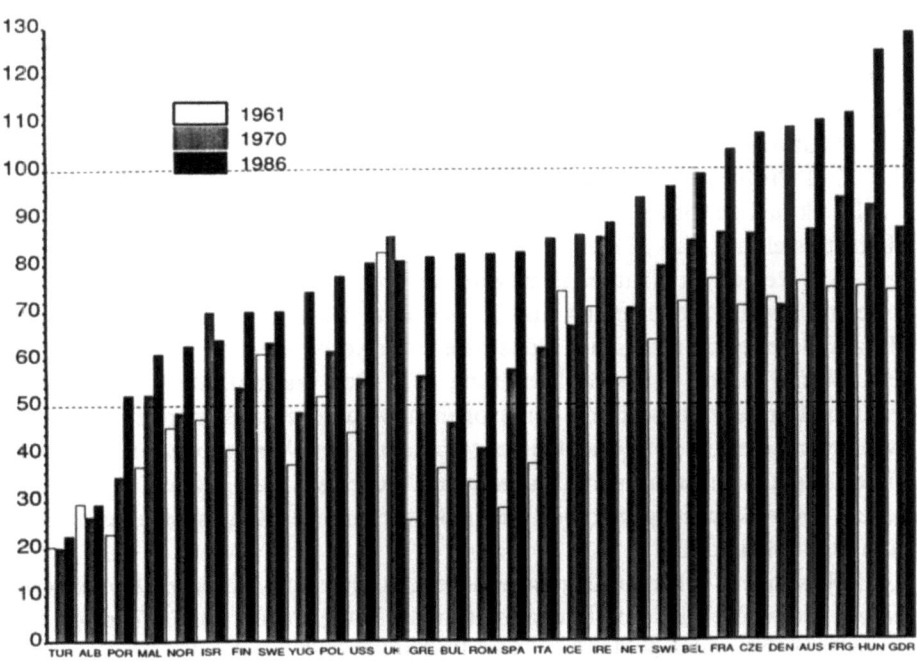

Abb. 8. Fisch, Geflügel und Eier (kg/pro Kopf/Jahr)

ten sehr schwierig machen, denn die hungernde Bevölkerung hat keine Möglichkeit der Selektion von „ungesunden und gesunden" Nahrungsmitteln. Es besteht aufgrund der nun vorliegenden Statistiken der Bewegungen in den letzten Jahrzehnten kein Zweifel, daß Störungen der Ernährung bzw. der Eßgewohnheiten in hohem Maße verantwortlich sind für die erfaßten Krankheiten. Hier muß eine vernünftige Prävention ansetzen, aber auch in der Therapie und in der Rehabilitation von Erkrankten oder von Gefährdeten sind diese Dinge zu berücksichtigen. Die dokumentierten Erfolge in den USA, Kanada, Australien und in skandinavischen Ländern mit dem Rückgang von tödlichen Herzinfarkten, Hirnschlägen in *allen* Altersklassen, die zwischen 20 und 30% betragen, sind ein wichtiger Hinweis auf die Notwendigkeit unserer Aktivitäten. Aus sozialen und wirtschaftlichen Gründen sind sie heute wichtiger denn je.

Kann man diese krankheitsinduzierenden Faktoren durch individuelle Verhaltensstörungen erklären, so sind globale Umweltschäden in unterschiedlichem Ausmaß für gesundheitliche Störungen verantwortlich zu machen. Nicht zuletzt aufgrund unserer Symposien gilt es aber hier, wissenschaftlich gesicherte Ergebnisse von Unterstellungen und Spekulationen zu unterscheiden, die in unserer Gesellschaft leider noch immer eine beträchtliche Rolle spielen. Dies wird durch die folgenden Beispiele belegt.

Es gibt eine lange Reihe vermeintlicher Schäden in unserer Umwelt, deren Grundlagen oft rein spekulativ und weit entfernt von wissenschaftlichen Erkenntnissen sind. Wissenschaftskonzepte werden oft prinzipiell angegriffen, ohne daß man sich die Mühe macht, sie im Detail kennenzulernen oder gar zu verstehen. Man arbeitet mit Unterstellungen, die sich natürlich besonders attraktiver Themen annehmen. Die moderne Massengesellschaft wird somit irrational, verantwortungslos und emotional beeinflußt. Stichworte sind Atomenergie, Umweltschutz, Strahlenenergie, Ozonloch, Waldsterben, vergiftete Nahrung. In letzter Zeit sind Probleme der latenten Strahlungen und der schwachen Magnetfelder wieder aktuell geworden, die beim Menschen angeblich Krebs verursachen. Auch die Unterstellung, daß „Elektro-Smog" Krebs entstehen lasse, ist absolut unbewiesen. Eine Reihe von Grundstoffen wird als krebserzeugend angeprangert, die in unserer Umwelt weit verbreitet sind. Dies sind z. B. Mittel zur Imprägnierung von Holz und anderer organischen Baustoffen, die Konservierung von Nahrungsmitteln, Stoffe für die Wasseraufbereitung u. a. Der Internationale Krebskongreß 1990 in Hamburg hat sich mit den exogenen Onkogenen auseinandergesetzt, und zwei Symposien in der Heidelberger Akademie der Wissenschaften haben sich dieser Themen angenommen. Den exogenen Noxen steht die große Zahl der endogenen Krebsfaktoren gegenüber, deren Natur und Wirkungsmechanismen nur zum Teil bekannt sind.

Ein besonders beliebter Gegenstand der Angriffe sind *Kernforschungseinrichtungen*. So wurde wiederholt behauptet, in der Nähe von derartigen Zentren käme es zu einer besonderen Häufung von Krebs, speziell von Leukämie. Sorgfältige statistische Aufarbeitungen haben ergeben, daß derartige Zusammenhänge nicht nachweisbar sind. Es enthebt uns natürlich nicht der Notwendigkeit auch weiterhin sorgfältig allen Hinweisen auf mögliche Zusammenhänge nachzugehen. Die Mittel der Statistik reichen da leider nicht aus, denn auch die individuellen Schicksale unter Einbeziehung der Familienanamnese müssen berücksichtigt werden.

Eine besondere Rolle in der Aufklärung unserer Bevölkerung spielen natürlich die öffentlichen Medien. Es gibt eine große Zahl von sachverständigen, kritischen und verantwortungsbewußten Journalisten auf dem Gebiete der Wissenschaft und der Medizin, welchen eine sachgerechte Unterrichtung absolutes Gebot ist. Aber leider gibt es immer wieder Ausnahmen, die eigentlich tagtäglich in den Medien zu entdecken sind. Ein bezeichnendes Beispiel ist eine ARD-Sendung zum Thema „Droht der Klima-Kollaps?". Ich zitiere den Berichterstatter Matthias Schreiber, der zum Klagelied vom Weltuntergang folgendes ausführte: „Fast alle Zeitangaben, Prozentzahlen, Folgeprognosen, Computersimulationen, mit denen man die komplexen Wechselwirkungen zwischen Himmel und Erde, Luft und Wasser genauer zu erfassen suchte, sind ungefähr so zuverlässig wie eine Opernkritik". Das mehrfach eingeblendete Bild einer Atombombenexplosion war der makabre Refrain. Weiter heißt es: „Ans Groteske grenzte der Umgang mit Politikern. Die Minister Töpfer und Riesenhuber durften zwar kurz andeuten, was man in Bonn und Brüssel über die unverantwortliche Freisetzung von immer mehr Kohlendioxid denkt und dagegen tun will. Aber kaum hatten sie zu Ende gesprochen, konterte der Film mit wohlfeilen Keulenschlägen wie „in Bonn nur Schweigen und Leere". Wer so unfair mit Menschen, und seien es Politiker, umgeht, dem glaubt man am Ende weder eine Zahl noch überhaupt seine Liebe zur Natur.

Die ARD sendet im Rahmen dieser Schwerpunktreihe noch sieben Umweltfilme. Hoffentlich wird der lächerliche Gestus der Bußpredigt nicht fortgesetzt. Er schadet der Sache fast so fatal wie ein dickköpfiger Kohlelobbyist". (FAZ 25. Okt. 1989, Nr. 248).

Wo Vernunft keinen Platz mehr hat, wird sich das Phänomen Angst einstellen, das durch nüchternes Denken nicht beherrscht werden kann. Zum gegenwärtigen Zeitpunkt muß man leider feststellen, daß diese Entwicklung irreversibel ist und daß es, wie die jüngste Erfahrung zeigt, keine Möglichkeit gibt, dem entgegenzusteuern. Die emotionsgeladene Pseudowissenschaft feiert fröhliche Urstände, wie auch die Diskussion der sogenannten biologischen Heilverfahren zeigt. Ohne daß überhaupt nur versucht wird, die Ergebnisse der sog. Erfahrungsheilkunde zu dokumentieren, wird beispielsweise die Strategie der sogenannten Schulmedizin auf hoher politischer Ebene angezweifelt oder sogar bekämpft. Bei den verschiedenen Anhörungen im Bundestag kann man sich eine Vorstellung davon machen, wie hier gearbeitet wird. Man läßt dabei außer acht, daß auch Naturprodukte, wenn sie nur in entsprechender Dosierung verabreicht werden, schwere Nebenwirkungen, ja sogar tödliche Folgen haben können. Dafür gibt es zahlreiche Beispiele, man muß nicht allein an den Schierlingsbecher oder an die Tollkirschenvergiftung denken. Die Dosierung ist hier offensichtlich das Maß der Dinge, wie schon Paracelsus herausfand. Aber auch in der Heilkunde wird von der risikolosen Erwartung alles verlangt, und die breite Masse soll darauf vorbereitet werden, dies alles zu akzeptieren.

Tagtäglich wird die Öffentlichkeit mit Horrormeldungen konfrontiert. Als ein Beispiel dafür möchte ich einen Artikel zitieren, der unter dem Titel „Vergiftung und Hysterie" durch Professor Pfleger von der Universität des Saarlandes in Homburg verfaßt wurde. „25 Liter des hochgiftigen Schädlingsbekämpfungsmittels Raphadox mit der chemischen Bezeichnung Dinitrokresol flossen bei der Entsorgung von Altbeständen in der Nähe von Stuttgart auf eine vielbefahrene Straße. Der Fahrer des Transportfahrzeuges erlitt einen Schock, 70 Personen mußten in Kliniken behandelt werden. 750 Autos wurden durch den Katastrophenschutz entgiftet.

Da es sich um ein heute noch vornehmlich im Ausland als Unkrautvertilgungsmittel eingesetztes Gift handelt, stellt sich die Frage, wieso das Gift auf der Straße solche Folgen hatte, während Landarbeiter, die weit größere Mengen, meist ohne Schutzvorrichtungen, versprühen, sich bester Gesundheit erfreuen. In den Ländern, in denen dieser Stoff eingesetzt wird, gibt es Vorschriften, die Aufnahme in den Körper der Arbeiter durch Bestimmung der Konzentration von Dinitrokresol im Blut zu kontrollieren. Die Grenzwerte, die mit einem Sicherheitsfaktor unter der Konzentration, die beim Menschen Schäden verursacht, festgelegt werden, sind so hoch, daß Gramm-Mengen der Substanz oral oder über die Atmung aufgenommen werden müßten, um diese Blutkonzentration zu erreichen. Es ist unmöglich, daß bei Überfahren des auf der Straße ausgebreiteten Giftes solche Mengen des Giftes in den Körper der Fahrzeuginsassen gelangen können. Die Wirkungen von Dinitrokresol auf den Menschen und die Dosen, die zu Vergiftungserscheinungen führen, sind genau bekannt. Dinitrokresol, wie das etwas schwächer wirksame Dinitrophenol wurden nämlich in den dreißiger Jahren wegen ihrer stoffwechselsteigernden Wirkung in der Medizin bei übergewichtigen Patienten als Entfettungsmittel eingesetzt. Die Patienten, die damals diese Stoffe als Arzneimittel bekamen, fühlten sich so wohl, daß einzelne von ihnen überdosierten, was zu Todesfällen durch massive Temperatursteigerung führte. Daraufhin wurden diese Stoffe nicht mehr in der Medizin verwendet. Die ohne Nebenwirkungen über Monate tolerierten Dosen betrugen damals bis zu einem halben Gramm pro Tag, waren also sicher mehr als tausendfach höher als einer der in die Klinik gebrachten Autofahrer unter ungünstigsten Umständen aufgenommen haben konnte. Die Reaktionsweise der betroffenen Patienten bedarf also einer Erklärung. Es ist in der Medizin bekannt, daß die Fehleinschätzung einer Gefahrensituation – hier hervorgerufen durch staatliche Organe mit Hilfe der Medien – zu Krankheitsbildern, die echten Erkrankungen gleichen, führen kann. Es sei betont, daß es sich hierbei aus medizinischer Sicht um Erkrankungen handelt, die der medizinischen Behandlung bedürfen, wenn auch mit anderen Mitteln als Vergiftungen".

Ich möchte Ihnen einige weitere Beispiele vieldiskutierter Schadensfolgen nennen, die auch in diesen Tagen wieder Furore machten. Es handelt sich um die

Asbestschäden. Asbest wurde für folgende Erkrankungen ursächlich angeschuldigt: Maligne Mesotheliome, Bronchialkarzinome, gastrointestinale- und Kehlkopfkarzinome, gutartige Pleuraaffektionen, interstitielle Lungenkrankheiten im Sinne der Asbestose. In der Tat ist es so, daß 80% der malignen Mesotheliome bei Menschen mit langdauernder Asbestexposition auftreten. Hierbei handelt es sich u. a. um die ungeschützte Verwendung von Spritzasbest, um das Abwracken von Asbestisolierungen mit ganz massivem Asbestfaseranteil bei Schiffen. Merkwürdig ist, daß in einem Großbetrieb der asbestverarbeitenden Industrie, nämlich Eternit in Leimen bei Heidelberg, über einen Zeitraum von 20 Jahren kein Mesotheliom festgestellt wurde. Offenbar sind die dort angewandten Schutzmaßnahmen ausreichend. Im „New England Journal of Medicine" ist im Juni 1989 eine Übersichtsarbeit über Asbestfolgeschäden erschienen (MOSSMAN und GEE). Hier wurden vor allem die Beziehungen zwischen Asbest und anderen Schadstoffen untersucht, insbesondere Alkohol und Rauchen. Offenbar spielt das Zigarettenrauchen auch als Schrittmacher für die Asbestose eine große Rolle. Von besonderem Interesse sind natürlich die Schadensfolgen niedriger Asbestdosen, wie sie jetzt in der Bundesrepublik diskutiert werden. Es kam zu einer geradezu hektischen Aktivität mit dem Ziel, asbesthaltige Materialien zu beseitigen. Dies gilt insbesondere für Decken und Wände in Schulen, Sporthallen, behördlichen Gebäuden usw. Die Autoren haben die Rolle niedriger Asbestquantitäten untersucht und kommen zu dem Schluß, daß Asbestschäden in der nicht beruflich direkt exponierten Bevölkerung keine Rolle spielen. Es wird geäußert, bis heute fehle jeder direkte Nachweis, daß eine Asbestexposition geringen Umfangs karzinogen ist.

Für viele krebserzeugende Substanzen gibt es bekanntlich *keinen Schwellenwert.* Zwar nimmt das Risiko mit steigender Konzentration zu, aber derartige Stoffe können bei allen Konzentrationen gefährlich werden. Man hat nun sogenannte *technische Richtkonzentrationen* festgelegt, die für den Arbeitsplatz, aber nicht für den privaten oder öffentlichen Bereich gelten. Diese Konzentration (TRK) für krebserzeugende Arbeitsstoffe ist kein Grenzwert, der nur bei einer Überschreitung bedenklich würde. Man stellt fest, daß Fasern von Blauasbest oder Weißasbest, wenn sie 50 000 pro Kubikmeter Luft überschreiten, eine sogenannte Auslöseschwelle erreichen. Wie gesagt, dies gilt für Arbeitsplätze. Auf unsere Erfahrungen mit den Eternitwerken möchte ich noch einmal zurückkommen. Es gibt aber bisher keine Untersuchungen bzw. Angaben für Konzentrationen, die außerhalb des Arbeitsplatzes liegen. Man hat bisher keinerlei Angaben darüber, wie sich eine Dauerbelastung auswirkt, muß aber davon ausgehen, daß in den meisten öffentlichen Gebäuden eine Dauerbelastung nicht vorliegt. Es wäre sicher anzuregen, daß man die Angestellten und die Delegierten, die im „Palast der Republik" in Ost-Berlin offenbar lange Jahre erhöhten Asbestfaserkonzentrationen aus dem massiv verwendeten Spritzasbest ausgesetzt waren, in einigen Jahren nachuntersucht, um Anhaltspunkte über die Gefahr solcher Konzentrationen zu erhalten. Wie gesagt, dies ist bisher terra incognita.

Kürzlich wurde zur Asbestgefahr in der Zeitschrift SCIENCE wieder Stellung genommen. Es wird noch einmal darauf hingewiesen, daß *Chrysotil* im Gegensatz zu den *Amphibolen* keine Lungengefährdung bewirkt. Diese Amphibole sind wohl für die Gefährdung durch Mesotheliome verantwortlich zu machen. Es wird noch einmal betont, daß Asbestmaterial spontan Fasern nicht freisetzt, sondern nur bei großer Beschädigung. Normalerweise liegt die Luftbelastung durch Asbestfasern in Gebäuden nicht höher als im Freien! Hierbei handelt es sich hauptsächlich um *Chrysotil*, während die *Amphibolfasern* nicht nennenswert vermehrt sind. Man ist sich heute darüber einig, daß Benutzer von Räumen, wo z. B. Spritzasbest verwendet wurde, nur dann gefährdet sind, wenn sie über längere Zeiträume in Räumen sich aufhalten, die grob und permanent beschädigt werden. *Das Risiko durch Asbest bei Schulkindern ist 600mal* geringer als das Risiko tödlicher Unfälle von Kindern im Heim ihrer Eltern. 12 000mal gefährlicher als die Asbestexposition ist nach solchen Berechnungen das Tabakrauchen. Auch der Gießener Hygieniker E. G. Beck hält mit seiner Kritik an der bisherigen Asbestaktion nicht zurück. Prof. Dr. Richard Doll, Oxford, der Altmeister der Krebsepidemiologen, hat auf ausdrückliches Befragen in der Akademie der Wissenschaften im August 1990 festgestellt, daß eine Gefährdung der Nutzer von Räumen, die mit Asbest gebaut oder ausgestattet wurden, nicht besteht.

Die amerikanischen Autoren fordern, daß bei der Diskussion über Asbest, der Festlegung von Normen und vor allem bei der Entscheidung über eine Gebäudesanierung der Fasertyp und die Konzentrationen derselben unbedingt berücksichtigt werden müssen. Da das zusätzliche Lungenkrebsrisiko relativ gering ist, während das relative Mesotheliomrisiko höher einzuschätzen ist, könnte man sich ganz vorwiegend auf die Entfernung von Amphibolen konzentrieren, die dafür anzuschuldigen sind. Schätzungsweise dürften in den USA bei einer generellen Sanierung von Gebäuden, in denen Asbest verwendet wurde, ohne Berücksichtigung der o. g. Faktoren ca. 100 bis 150 Mrd. Dollar ausgegeben werden. Die Frage wird aufgeworfen, ob in einer Zeit limitierter öffentlicher Mittel diese Summen nicht für die öffentliche Gesundheit effizienter an anderer Stelle eingesetzt werden könnten, z. B. in Kampagnen gegen das Rauchen. Zumal auch nachgewiesen wurde, daß bei Entfernung der asbesthaltigen Materialien die Luft wesentlich stärker asbestgeschwängert ist als vorher, und das über lange Zeiträume! Wenn man nun bedenkt, mit welchen Mitteln und welchem Aufwand in der Bundesrepublik das Asbestproblem behandelt wird und kostenaufwendige Maßnahmen durchgeführt werden, ohne daß zweifelsfrei mögliche Schädigungen auch nur wahrscheinlich gemacht werden konnten, so ist dies ein weiteres groteskes Beispiel einer Überreaktion der verantwortlichen Behörden und letztendlich auch der Politiker.

Eine ähnliche Überreaktion ist die jetzt anlaufende Aktion *Grundwasserschaden durch Pestizide*. Bisher ist in keiner Weise nachgewiesen, daß bei uns im Grundwasser und im zur Verfügung stehenden Trinkwasser Pestizidkonzentrationen vorhanden sind, welche Krankheitsschäden nach sich ziehen. Das darf uns selbstverständlich nicht daran hindern, an der Verbesserung der Wasserqualität zu arbeiten. Dies ist ein sehr schwieriges und ebenfalls kostenaufwendiges Problem. Aber es ist völlig sinnlos, mit Angstparolen die Bevölkerung aufzuschrecken und mit scheinbaren Schadensfolgen zu argumentieren. Das gleiche gilt auch für die krebserregende Rolle von Zusatzstoffen im Bier und von Konservierungsmitteln im Obst und anderen Nahrungsmitteln. Die Deutsche Gesellschaft für Ernährung hat sich mit diesen Dingen sehr sorgfältig auseinandergesetzt. Es besteht für die Bundesrepublik kein Anlaß, eine gesundheitsgefährdende Ernährung anzunehmen. Dies gilt generell. Natürlich kommen immer wieder fahrlässige oder böswillige Nahrungsmittelkontaminationen vor, wie z. B. bei der Verwendung von verunreinigtem sogenanntem Frischei in Teigwaren. Derartige Dinge lassen sich rasch herausfinden. Aber auch hier gilt es, Überreaktionen zu vermeiden, wie das Beispiel des Stuttgarter Regierungspräsidenten aufzeigt, dessen Fehlverhalten vor Gericht festgestellt wurde, was die Information der Öffentlichkeit und Maßnahmen gegen Nahrungsmittelproduzenten angeht.

AMES und GOLD befassen sich seit Jahren mit den Problemen Umwelt und Krebs. Sie geben zunächst die Mortalitätsdaten für die USA im Jahre 1988 an. Demnach ist es seit 1950 in allen Altersgruppen mit Ausnahme von Lungenkrebs zu einem drastischen Rückgang der Krebstodesfälle gekommen. Die Abnahme beträgt etwa 13 Prozent, in der Gruppe von 85 Jahren und darüber kam es nur zu einem Anstieg von 0,1 Prozent. Rückläufig waren Magenkrebs, Gebärmutterkrebs, Uteruskrebs sowie Mastdarmkrebs. Dagegen kam es zu einer deutlichen Zunahme der Todesfälle durch Lungenkrebs. Auf diese Gruppe entfallen 30 Prozent aller Krebstodesfälle in den USA. Zugenommen hat auch das Non-Hodgkin-Lymphom.

Die Autoren setzen sich dann mit der Problematik von Tierversuchen in ihren Auswirkungen auf die Krebserkrankungen des Menschen auseinander. Mutagene verursachen Krebs, indem sie die Zellen unkontrolliert proliferieren lassen. Es sind aber mehrere Mutationen notwendig, um eine normale Zelle in eine Krebszelle mit unkontrolliertem Wachstum zu verwandeln. Neben den exogenen Mutagenen gibt es aber sehr viele endogene Mutagene, die, im Körper selbst gebildet, bei normalem Stoffwechsel anfallen, zum Beispiel die Oxydantien. Es sind die gleichen, die bei Bestrahlung entstehen. Sie scheinen auch maßgeblich zum Alterungsprozeß beizutragen und altersassoziierte Erkrankungen einschließlich Krebs zu provozieren. Die meisten Kanzerogene und andere Toxine seien nach einer gängigen Fehleinschätzung synthetischen Ursprungs. Die Autoren führen an, daß 99,9 Prozent aller Pestizide in der menschlichen Nahrung natürliche, von Pflanzen stammende Pestizide sind. Alle Pflanzen produzieren Toxine, um sich gegen Pilze, Insekten und anderes zu schützen. Rund 10 000 solcher Stoffe sind bisher bekannt geworden. Man schätzt, daß pro Person und Tag etwa 1500 mg natürlicher Pestizide vom Menschen aufgenommen werden, das heißt 10 000mal mehr, als die Aufnahme von Rückständen synthetischer Pestizide beträgt. eine Liste von 49 natürlichen Pestiziden im Kohl wird aufgeführt. Eine Untersuchung pflanzlicher Nahrungsmittel auf 29 natürliche, bei Nagern kanzerogene Pestizide ergibt deren Vorkommen in Äpfeln, Ananas, Anis, Auberginen, Bananen, Basilikum, Birnen, Blumenkohl, Broccoli, Dill, Endiviensalat, Grapefruitsaft, Grünkohl, Himbeeren, Honig, Kaffee, Kakao, Karotten, Kartoffeln, Kirschen, Kohl, Kopfsalat usw. Daraus geht hervor, daß nahezu alle erhältlichen Pflanzenprodukte natürliche Kanzerogene enthalten. Das braucht nicht zu alarmieren, da die Menschen im allgemeinen über ein vielschichtiges Abwehrsystem verfügen, das nicht zwischen synthetischen und natürlichen Toxinen unterscheidet. Diese provozierenden Aussagen sprechen natürlich nicht dagegen, daß eine an Obst und Gemüse reiche Nahrung mit niedrigen Krebserkrankungsraten korreliert. Offenbar werden antikanzerogene Vitamine und Antioxydantien mit aufgenommen. Die Autoren vertreten nur im einzelnen die Meinung, daß synthetische Toxine kein größeres Risiko darstellen als natürliche Toxine. Sie führen hier eine ganze Statistik an und geben eine Klassifizierung möglicher Krebsrisiken an, mit der wir tagtäglich konfrontiert werden.

Höchst lesenswert ist auch das Kapitel über die immer wieder behauptete Auswirkung von Wasserverschmutzung auf Krebsentstehung. Die Autoren setzen sich ferner mit der Forderung auseinander, daß Pestizide ersatzlos abgeschafft werden könnten, und daß andererseits moderne Techniken die Gesundheit der Bevölkerung beeinträchtigten. Hierzu werden zahlreiche Daten angeführt. Sich auf eher unwesentliche statt auf wichtige Gesundheitsrisiken zu konzentrieren, ist nach Ansicht der Autoren unsinnig. Die daraus folgende Verwirrung kann eher zu einer Vernachlässigung wichtiger und bewiesener Risiken führen, zum Beispiel des Zigarettenrauchens, des Alkohols, der einseitigen Ernährung mit zu viel gesättigten Fettsäuren und Cholesterin und Vernachlässigung von Obst und Gemüse. Natürlich dürfen die am Arbeitsplatz nachweisbaren oft sehr hohen Dosen an Chemikalien keineswegs vernachlässigt werden.

Die Arbeit von AMES und GOLD ist im übrigen vom Nationalen Krebsinstitut und vom Nationalen Institut für Umgebungsmedizin der USA veranlaßt und gefördert worden.

Ich möchte Ihnen aber auch einiges über die Fahrlässigkeiten und Mängel in unserer studentischen Ausbildung darlegen.

Die allgemeine und die universitäre Öffentlichkeit wurde durch die Meldung aufgeschreckt, daß am Institut für Organische Chemie in Hamburg so schwere Sicherheitsmängel aufgetreten sind, daß es geschlossen werden mußte. Heidelberg hatte vor einigen Jahren ähnliche Probleme. Dabei konnte aber kein Versagen der Institutsleitung nachgewiesen werden. Aufgrund der Vorgänge in Hamburg ist darauf hinzuweisen, daß die strengen Sicherheitsauflagen der Gefahrstoffverordnung seit Januar 1988 auch für die Hochschulen gelten, aber die Forderungen des Gesetzgebers wurden bisher nicht in ausreichendem Maße in die Tat umgesetzt. Es gibt Beispiele fehlerhaften Verhaltens, z. B. in anorganisch-chemischen Grundpraktika, welche die Auftrennung eines unbekannten Stoffgemisches und den Nachweis von Cadmium und Anionen zum Gegenstand hat. Hier ist der Kontakt mit krebserzeugenden Verbindungen wie Cadmium, Chrom, Kobalt und Nickel gegeben. In vielen Praktika wird Arsen noch durch eine Geruchsprobe nachgewiesen, obwohl das Risiko allgemein bekannt ist. Umweltschutz und Arbeitssicherheit im Laboratorium sollten eine Aufgabe der Arbeitsmediziner und insbesondere der Lehrstuhlinhaber an den Universitäten sein. Dadurch kann die erhebliche Mehrbelastung der Institutsleiter bei der Verwirklichung der Gefahrstoffverordnung für die chemische Industrie vermindert werden. Die „Gesellschaft Deutscher Chemiker" hat kürzlich in einer Broschüre „Gefahrstoffe an Hochschulen" auf die Notwendigkeit der Überwachung hingewiesen. In einem Pressebericht über die Lage wird festgestellt, daß die chemische Industrie den leichtfertigen Umgang mit Gefahrstoffen an den Hochschulen schon seit Jahren mit wachsender Besorgnis zur Kenntnis nimmt. Kaum ein Bewerber verfüge nach Abschluß seines Studiums über ausreichende Kenntnisse zur Arbeitssicherheit, Toxikologie oder Unfallverhütung. Promovierte Chemiker gelten deshalb im ersten Berufsjahr vielfach als Sicherheitsrisiko. Weil die meisten chemischen Institute nicht in der Lage sind, aus eigener Kraft für die erforderliche Ausbildung zu sorgen, wollen die Unternehmen künftig öfter Sicherheitsfachleute zu Vorlesungen an die Hochschulen entsenden. Eine solche Zusammenarbeit unter dem Titel „Dialog-Partner Umwelt" wurde schon lange beschlossen, wurde aber bisher nicht in ausreichendem Maße realisiert. Das führt uns hin zu der von mir schon früher gestellten Forderung einer engen Zusammenarbeit zwischen Industrie, insbesondere der forschenden Industrie, und Universität.

Ein Wort muß noch zum Thema Gentechnologie gesagt werden. Sie steht ja gegenwärtig im Kreuzfeuer der öffentlichen Meinung, aber auch der politischen Gremien. Mit der Verabschiedung entsprechender Gesetze wurde die gegenüber anderen Ländern bestehende Lücke notdürftig geschlossen. Die gentechnologische Produktion von Substanzen, die zur Diagnose und Therapie wichtiger Krankheiten dienen, kann nun auch in der Bundesrepublik durchgeführt werden. Man muß jedoch damit rechnen, daß immer wieder Einsprüche bei einzelnen Projekten erfolgen. Wer gegen die Herstellung von Humaninsulin aus Colibakterien ist, gegen die Herstellung eines Blutbildungsfaktors, Erythropoietin, von fibrinolytischen Produkten, von Präparaten, die für die Erkennung von Krebsprozessen enorm wichtig sind, lädt durch diese Verzögerungstaktik Schuld auf sich. Gerade in den letzten Tagen wurde gezeigt, daß man mit gentechnologischen Maßnahmen angeborene, zwangsläufig zum Tode führende Leiden in den Griff bekommen kann. Es wurde ferner in einer Arbeit aus einem Münchner Arbeitskreis gezeigt, daß auf dem Gebiete der Hepatologie molekularbiologische Erkenntnisse für die Differenzierung der Hepatitis und den Übergang in Leberkrebs zu gewinnen sind. Die Beispiele werden mit aller Sicherheit rasch vermehrt. Die Bundesrepublik kann einfach nicht länger hinter anderen Nationen zurückstehen. Wir können die Forschungspolitiker nicht länger von Zweifeln und von Skrupeln beeinflußt sehen, wenn es um Prozesse geht, die weltweit bereits praktiziert werden. Es ist auch anzustreben, bundeseinheitliche Lösungen zu finden. Die ehemalige DDR kann uns hier gewisse Beispiele geben, denn dort waren solche zentrale Steuerungen und Einrichtungen seit langem effizient. Über die Problematik der Forschung in der ehemaligen DDR brauche ich mich hier nicht auszulassen, aber wir können auch aus der ehemaligen DDR und ihren Erfahrungen einiges lernen, im Positiven wie im Negativen.

Der Mensch ist, nach Friedrich Dürrenmatt, ein eher irrationales als rationales Wesen und mehr von seinen Gefühlen bestimmt als vom Intellekt. Die Menschheit hat gewöhnlich einen „geheimnisvollen kosmischen Schrecken" vor den Entdeckungen empfunden, als ob in ihnen, neben ihren Wohltaten, eine furchtbare Gefahr verborgen läge. Diese Feststellung von Ortega y Gasset ist heute wieder höchst aktuell geworden. Mit Karl Jaspers ist aber zu fordern, daß der mit der Technisierung beschrittene Weg weitergegangen werden muß. Ihn rückgängig zu machen hieße, das Dasein bis zur Unkenntlichkeit zu erschweren.

Literaturverzeichnis

AMES BN, GOLD LS (1990) Falsche Annahmen über die Zusammenhänge zwischen der Umweltverschmutzung und der Entstehung von Krebs. Angew Chem 102, 1233–1246

BERNHARDT R, FENG Z, SIEGRIST J, CREMER P, DENG Y, SCHETTLER G (1990) Die Wuhan Studie. Eine prospektive Vergleichsstudie über Risikofaktoren und Häufigkeit der koronaren Herzerkrankung bei 40- bis 60jährigen chinesischen und deutschen Arbeitern. Supplement zu den Sitzungsberichten der Mathematisch-naturwissenschaftlichen Klasse Jahrgang 1990. Veröffentlichungen aus der Geomedizinischen Forschungsstelle der Heidelberger Akademie der Wissenschaften. Springer Verlag Berlin Heidelberg New York

MOSSMAN BT, GEE JBL (1989) Asbestos-Related Diseases. New England Journal of Medicine; 320 (26):1721–1730

NARJES KH (1990) Die integrierende Wirkung der Forschungspolitik der Europäischen Gemeinschaften. Angew Chem 102, 1225–1232

PALMER S, ZAJKAS G, MORGENSTERN W, JOZAN P (1990) Compendium on Diet and Health in Europe. First European Conference on Food and Nutrition Policy, Budapest, 1–5 October 1990. Nutrition Unit World Health Organisation, Regional Office for Europe Copenhagen

SCHETTLER G (1990) Die Rolle des Arztes in der umweltpolitischen Diskussion. Öff Gesundh-Wes Sonderheft 1, 52, 7–11

STEHLE G, CREMER P, BERNHARDT R, GROSS K, HINOHARA S, MONDON D, FENG Z, BORRMANN C, FEHRINGER M, GOTO Y, SEIDEL D, SCHETTLER G (1988) Risk Factors for Atherosclerosis in the Federal Republic of Germany, Japan, and the People's Republic of China. In: SCHETTLER G (Ed) Endemic Diseases and Risk Factors for Atherosclerosis in the Far East. Supplement zu den Sitzungsberichten der Mathematisch-naturwissenschaftlichen Klasse Jahrgang 1988. Veröffentlichungen aus der Geomedizinischen Forschungsstelle der Heidelberger Akademie der Wissenschaften. Springer Verlag Berlin Heidelberg New York, p 1–12

STEHLE G, HINOHARA S, GROSS H, TAMACHI H, KANEMOTO N, FEHRINGER M, TAKAHASHI T, GOTO Y, SCHETTLER G (1988) Influence of Alcohol Consumption, Smoking, and Exercise Habits on Blood Lipoprotein Concentrations in 9256 Healthy Japanese Adults. In: SCHETTLER G (Ed) Endemic Diseases and Risk Factors for Atherosclerosis in the Far East. Supplement zu den Sitzungsberichten der Mathematisch-naturwissenschaftlichen Klasse Jahrgang 1988. Veröffentlichungen aus der Geomedizinischen Forschungsstelle der Heidelberger Akademie der Wissenschaften. Springer Verlag Berlin Heidelberg New York, p 13–25

MIX
Papier aus verantwortungsvollen Quellen
Paper from responsible sources
FSC® C105338

If you have any concerns about our products,
you can contact us on
ProductSafety@springernature.com

In case Publisher is established outside the EU,
the EU authorized representative is:
**Springer Nature Customer Service Center GmbH
Europaplatz 3, 69115 Heidelberg, Germany**

Printed by Libri Plureos GmbH
in Hamburg, Germany